DE LA

MORTALITÉ DE LA PREMIÈRE ENFANCE

ET DES MOYENS DE LA DIMINUER

PAR

LE DOCTEUR NODET

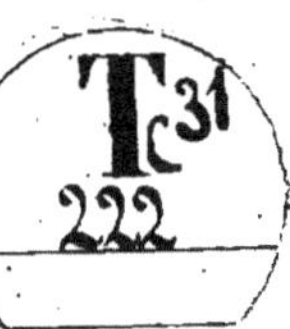

DE LA

MORTALITÉ DE LA PREMIÈRE ENFANCE

ET DES MOYENS DE LA DIMINUER

DE LA MORTALITÉ DE LA PREMIÈRE ENFANCE

ET DES MOYENS DE LA DIMINUER.

Nous diviserons cette étude en deux parties : dans la première nous examinerons les conditions dans lesquelles sont les enfants assistés et les résultats qui s'en suivent : puis nous étudierons les changements qu'on pourrait apporter à ce service pour diminuer la mortalité de ces enfants qui est considérable.

Il y a deux modes d'assistance publique pour les enfants : l'assistance hospitalière et l'assistance à domicile ; ces deux modes donnent, comme nous le verrons, des résultats bien différents.

La seconde partie de notre travail, disposée dans le même ordre, sera consacrée aux enfants non assistés, presque tous légitimes. Nous procédons ainsi parce que la première étude nous fournira les résultats d'expériences toutes faites applicables à la seconde, résultats qui prouvent l'influence de certaines conditions hygiéniques sur la mortalité de la première enfance.

La mortalité des enfants assistés, avons-nous dit, est considérable à leur début dans la vie ; on en jugera par les chiffres suivants : La mortalité des enfants trouvés de 0 à 1 an était communément avant 1789 de 90 0/0. C'est encore pour les mêmes enfants celle qui est signalée par

Husson, dans la Loire-Inférieure, et à très-peu près (87,40 0/0), dans la Seine-Inférieure, au moins pour l'année 1860. Suivant le docteur Bertillon, elle est encore de nos jours, en France, de 50 à 70 0/0.

La moyenne de la mortalité de 0 à 1 an, dans l'Ain, pour les enfants admis pendant quatre années, du 1ᵉʳ juillet 1870 au 1ᵉʳ juillet 1874, a été de 59 0/0.

Cette mortalité de 59 0/0 est tellement exorbitante que, si elle était générale et constante, elle serait destructive de l'espèce et incompatible avec sa conservation, et pourtant ces chiffres, comparés à ceux qui représentent la mortalité générale des enfants de 0 à 1 an sont trop faibles, parce que les enfants illégitimes morts à la Maternité ou chez leurs parents, dans les premières heures ou les premiers jours de leur existence, n'y sont pas compris.

La statistique précédente comprend les enfants secourus par l'assistance hospitalière ; l'assistance à domicile donne, au point de vue de la mortalité, de bien meilleurs résultats. Ici, du 1ᵉʳ janvier 1872 au 31 décembre 1874, l'administration départementale a admis aux secours à domicile 711 enfants nouveau-nés ; pendant le même espace de temps, 132 des enfants qu'elle secourait de la même manière sont morts âgés de moins d'un an, ce qui fait 18,56 0/0 seulement.

Il y a là une légère cause d'erreur pour l'année 1874 dont tous les enfants n'ont pas encore aujourd'hui, en octobre 1875, atteint l'âge d'un an. Cette erreur ne peut être que très-légère. D'ailleurs, si l'on considère seulement les deux années 1872 et 1873, pour lesquelles cette cause d'erreur n'existe pas, la proportion est même un peu plus favorable que pour les trois années réunies : elle est de 18,37 0/0.

Pendant les années 1872, 1873 et 1874, on a compté dans la commune de Bourg 131 décès d'enfants légitimes de 0 à 1 an et 951 naissances, ce qui pour 100 naissances donne le rapport de 13,77 0/0.

Si nous négligeons les décimales, nous constatons que sur 100 nouveau-nés l'assistance hospitalière en perd 59, l'assistance à domicile 18 et les familles 13 seulement.

Ce dernier chiffre représente-t-il la mortalité minimum, c'est-à-dire celle qui résulte uniquement des imperfections de notre organisme ou des sévices extérieurs? Assurément non.

Quand on ne considère que les enfants des groupes favorisés par la fortune, on trouve une mortalité bien moindre. Ce travail a été fait pour les enfants des lords anglais. La mortalité de ces enfants de 0 à 5 ans, comparée à la mortalité des autres enfants légitimes de la même nation, n'est que les 3/8 de cette dernière. Le docteur Marmisse a trouvé le même rapport pour les enfants de Bordeaux âgés de 0 à 2 ans provenant d'un même nombre de familles riches ou pauvres. Pour les enfants de 0 à 1 an, l'influence de la fortune doit être encore plus grande, car c'est surtout dans les premiers temps de la vie que l'enfant a besoin d'être mieux soustrait aux influences nuisibles des milieux extérieurs.

La mortalité générale se rapproche sensiblement de celle des pauvres, le nombre des familles dans lesquelles on applique toutes les ressources que donnent la science et la fortune à la conservation des enfants étant très-restreint. Les 3/8 de 13,77 sont bien inférieurs à 6 ; nous pouvons donc admettre que la mortalité des enfants favorisés par la fortune est, chez-nous, très-probablement de 6 0/0 environ.

Les mesures d'hygiène actuellement en notre pouvoir pourraient donc, si nous avions des ressources súffisantes, rendre la mortalité des enfants assistés par voie d'hospice près de dix fois moindre, celle des enfants assistés à domicile plus de trois fois moindre, et ramener celle des enfants légitimes de toute catégorie, qui est de 13,77 0/0, à 6 0/0.

On voit par ces chiffres que s'il est bon de s'intéresser aux petits Chinois que l'on expose si cruellement à l'autre bout du monde, il ne serait pas inutile de s'occuper un peu plus de ces millions de petits Français qui meurent de misère, sans qu'on s'en doute généralement, et que l'on pourrait avec de la bonne volonté et quelques sacrifices pécuniaires sauver d'une mort prématurée.

Notre civilisation se révolte à l'idée de voir exposer les nouveau-nés, et la chose ne se rencontre plus guère chez nous ; mais elle est loin d'avoir à s'enorgueillir beaucoup de ce qu'elle y a substitué ; et, rester imperturbables en face de misères que nous pouvons supprimer, nous laver les mains d'un état de choses que nous n'avons pas créé et le subir, ne serait ni humain ni progressif. Une civilisation plus avancée, une prospérité générale plus grande nous imposent le devoir non-seulement de bannir de nos mœurs le cri sauvage des anciens : « *Væ victis*, Malheur aux faibles ! », mais encore de supprimer la chose de nos lois et de nos institutions.

De l'assistance hospitalière.

Le budget de l'assistance publique dans l'Ain s'élève, pour le service des enfants assistés, à 115,000 fr. environ. C'est un chiffre élevé ; il est pourtant insuffisant. On alloue par nourrisson 12 fr. par mois à chaque nourrice ;

on n'en trouve point de bonne à ce taux-là. Les filles-mères qui gardent leurs enfants les font généralement nourrir, elles donnent au moins 20 à 25 fr. par mois : les familles les plus pauvres ne trouvent pas de meilleures conditions. Donc l'hospice ne donnant que 12 fr. ne peut être difficile dans son choix et confie ses enfants à qui veut les prendre. Beaucoup de ces nourrices sont dans un état de dénûment complet ; peu ou point de lait dans leur sein, pas de vache pour faciliter l'allaitement artificiel, qui alors devient impossible ou tellement onéreux qu'elles n'auraient aucun intérêt à nourrir si elles achetaient du lait en suffisante quantité pour leurs nourrissons. Aussi ne leur donnent-elles qu'une nourriture grossière, qui, mal supportée, amène promptement la mort. C'est pourquoi nous voyons la mortalité des enfants admis à l'hospice et mis en nourrice par ses soins s'élever à un chiffre exorbitant le premier mois.

Sur 86 enfants reçus à l'hospice de Bourg du 1er juillet 1872 au 1er juillet 1873, 33, c'est-à-dire 38,37 0/0 sont morts dans le premier mois, et 50, c'est-à-dire 58,13 0/0 n'ont pas atteint l'âge d'un an. Sur 85 nouveau-nés reçus du 1er juillet 1873 au 1er juillet 1874, 42 sont morts dans le premier mois : cela fait 49,41 0/0 autant dire la moitié ; 14 décès seulement sont signalés pour les onze autres mois ; c'est donc pour l'année entière une mortalité de 65,88 0/0.

Pour faire comprendre l'énormité de cette mortalité pendant le premier mois, nous mettrons en regard la mortalité pendant le même mois des enfants assistés à domicile et des enfants légitimes. Pendant les mêmes années, 1872, 1873 et 1874, nous trouvons 2,02, 4,34 et 5,55 0/0 pour les légitimes, et 2,06, 4,36 et 6,70 0/0 pour les assistés à domicile.

Les enfants, reçus à l'hospice, se classent donc immédiatement en deux catégories : ceux qui sont victimes de l'hygiène qui leur est imposée et ceux qui en triomphent. Parmi ces derniers beaucoup pâtissent des mauvaises conditions qu'ils ont à subir et commencent une existence souffreteuse qui les expose à une fin prématurée ou à un mauvais état de santé qu'ils conservent généralement longtemps, quelquefois toute leur vie. On comprend pourtant de quelle importance est la santé pour des enfants dont elle est la seule richesse.

Que faire pour améliorer le sort de ces infortunés ? 1° Augmenter d'abord l'allocation mensuelle qui est radicalement insuffisante et n'accepter pour nourrices que des femmes dignes de ce nom et après un examen médical ; 2° surveiller avec beaucoup de soins les nourrissons, surtout pendant le premier mois, et, s'il n'est pas possible de les faire visiter par un médecin, demander, comme cela se fait déjà, un certificat de santé attesté par une personne notable. Ce bulletin donnera des garanties suffisantes à distance, si on y fait ajouter le poids de l'enfant. Tout enfant dont le poids augmente, et dont la santé apparente est bonne, ne doit donner lieu à aucune préoccupation : tout enfant dont le poids restera stationnaire, la santé apparente restant bonne, deviendra l'objet d'une attention particulière ; enfin, tout enfant, dont le poids au lieu d'augmenter diminuera, donnera immédiatement de très-sérieuses inquiétudes, surtout s'il ne paraît guère malade.

Sans l'augmentation du tarif actuel on n'aboutira à rien et on aurait tort de se priver, comme on a été tenté de le faire, des ressources que donne au département la possibilité de placer ses enfants assistés dans des familles où ils trouvent des frères, des sœurs, un père, une mère qui parfois leur prêteront, pendant leur vie entière, aide et soutien. En outre, dans un pareil milieu, ils se font mieux que partout ailleurs à la dure vie qui les attend.

L'allaitement artificiel, quelles que soient les conditions dans lesquelles il se pratique, ne vaudra jamais celui qui est fait par une bonne nourrice. En attendant leur placement au dehors les enfants ont été jusqu'à présent nourris au biberon avec du lait de vache exclusivement ; malgré l'intelligence et le dévouement du personnel qui en est chargé, le résultat a été déplorable. Il est vrai que c'est surtout pendant l'été, à l'époque des grands travaux de la campagne que les nourrices ont le plus manqué ; c'est aussi le moment de l'année où il serait le plus nécessaire de trouver de bonnes nourrices pour tous les nouveau-nés.

Tous les enfants assistés ne pourront pas être placés au dehors dans de bonnes conditions ; quelques-uns seront retirés de chez de mauvaises nourrices ; aussi faudrait-il avoir à l'hospice tout ce qui est nécessaire pour que l'allaitement artificiel pût s'y faire dans les meilleures conditions possibles. Pour cela il est nécessaire d'avoir à sa disposition du lait de vache, de chèvre, d'ânesse et surtout de bonnes nourrices, même en petit nombre ; deux ou trois suffiraient. Autant que possible, avec ou sans l'aide du biberon, on élèverait les enfants au sein pendant le premier ou les premiers mois ; on donnerait au besoin plusieurs enfants à la même nourrice et ceux qui ne trouveraient pas place au dehors seraient habitués peu à peu à un sevrage prématuré que les ressources de l'établissement rendraient plus facile et qui pourrait toujours être suspendu en cas de nécessité. On a vu précédemment que c'est le premier mois qui est le plus meurtrier, on en supprimerait ainsi les tristes effets. L'exemple des enfants

assistés à domicile, celui des enfants légitimes dont les
mères se placent comme nourrices, ou qui, pour une cause
quelconque, cessent de nourrir un ou deux mois après les
couches, prouve qu'à cette époque l'allaitement artificiel
donne beaucoup plus de succès qu'immédiatement après
la naissance.

De l'assistance à domicile.

L'assistance à domicile donne, dans le département,
d'excellents résultats au point de vue de la mortalité ; elle
en donne ailleurs de meilleurs encore. Suivant M. Monod,
la mortalité des enfants de 0 à 1 an, assistés à domicile, là
où l'assistance s'est faite *sans parcimonie*, s'est abaissée
jusqu'à 7 0/0. Nulle part les mères légitimes n'ont obtenu
pareil succès, ce qui démontre bien que cette énorme mortalité des enfants illégitimes qu'on observe dans toute
l'Europe n'a rien de nécessaire ni de fatal, qu'elle ne vient
que des mauvaises conditions dans lesquelles on met ces
enfants et qu'il suffit de fournir à leurs mères les moyens
de les garder pour que ces innocentes créatures, qui ne
demandent qu'à vivre, donnent une mortalité moindre que
celle des enfants légitimes. Le chiffre nécessaire du secours à domicile paraît être celui qu'on donne à une bonne
nourrice.

Le département de l'Ain ne donne pas plus à la mère
qu'à la nourrice, c'est dire que la première se trouve
dans des conditions difficiles pour élever son enfant. Le
nourrir elle-même, hors de rares circonstances, est impossible pour elle à cause de la nécessité où elle se trouve de
gagner sa vie ; en le mettant en nourrice, elle s'astreint à
gagner, outre le nécessaire pour elle-même, 12 ou 15 fr.

par mois indispensables comme supplément à la nourrice. Il faut suffire en outre aux autres besoins de l'enfant. Cette charge peut être écrasante pour beaucoup de femmes et les empêcher de se réhabiliter par l'accomplissement des devoirs de la maternité. Les mieux douées surmontent ces difficultés et font quelquefois plus tard en se mariant de bonnes mères de famille ; d'autres moins courageuses ou simplement moins capables succombent à la tâche, abandonnent leur enfant et retombent trop souvent dans le désordre. Le sentiment de la maternité chez les filles-mères, comme chez les femmes légitimes, il faut bien le dire, se flétrit et s'éteint dans la misère ; il se développe, au contraire, lorsqu'elles trouvent n'importe comment la possibilité de reconquérir par leur vaillance maternelle l'estime publique et de se réhabiliter à leurs propres yeux.

La société doit tendre la main à celles qui veulent se relever et élever un enfant pour la patrie en quête d'hommes ; il serait bon même, autant que possible, qu'un léger intérêt matériel les engageât à la conservation de leurs enfants. Il ne faut pas trop se récrier contre le prosaïsme de ce moyen. L'amour des nourrices pour leurs nourrissons et les efforts qu'elles font pour les conserver sont généralement proportionnels aux mois qu'on leur paie ; et il est incontestable qu'une fille-mère pour qui son enfant est une charge trop lourde, et une honte, le sachant voué à la misère qui l'étreint elle-même, le voit avec moins de peine passer de cette vallée de larmes dans le séjour des bienheureux. L'augmentation des secours aux filles-mères aura donc pour résultat certain d'accroître le nombre de celles qui garderont leurs enfants et se réhabiliteront par eux, de diminuer dans des proportions considérables la mortalité des enfants assistés puisque, comme on en a des exemples, la mortalité des assistés à domicile peut descendre à 7 0/0 et que cette proportion est à peu près celle des groupes les plus favorisés par la fortune.

On a pensé que puisque l'assistance hospitalière donnait de si mauvais résultats et l'assistance à domicile de si bons, il fallait rendre cette dernière obligatoire, sauf les cas exceptionnels, comme la mort de la mère, sa détention dans une prison, son séjour à l'hôpital et certains cas d'infirmités physiques ou morales extrêmes.

Remarquons d'abord qu'il est difficile que la loi, qui est si douce pour les hommes qui font banqueroute à la paternité, se fasse si dure pour les femmes qui veulent se soustraire aux devoirs qu'impose la maternité ; et l'on doit craindre plus encore que, si l'assistance à domicile cesse d'être libre, elle ne perde une grande partie de sa valeur et de son efficacité, surtout si le secours accordé est plus ou moins insuffisant.

En outre, le secours à domicile ne dure que trois ans au plus ; l'enfant ne cesse pas au bout de ce temps-là d'être une charge pour sa mère. Si on veut faire de cet enfant un homme utile, autre chose qu'un client de la correctionnelle ou de la cour d'assises, il faut l'instruire, le mettre à même d'apprendre un métier et de gagner honorablement sa vie dans la position difficile que lui crée sa naissance. Si la mère peut atteindre seule ce but, tout est bien, mais il serait heureux, quand cela sera nécessaire, qu'elle trouvât un patronage et des secours.

On ne peut qu'avec encore moins de raison imposer les devoirs de la maternité à celles qui sans ressources physiques et sans énergie morale ont plusieurs enfants, à celles qui loin de se relever restent dans le désordre et qui offriront à leurs enfants, dès qu'ils pourront le comprendre, le spectacle de leur misère et de leur dégradation. Ne vaudrait-il pas mieux courir les chances bonnes ou mauvaises de l'hospice et à être protégés jusqu'à 20 ans par une administration éclairée, qui fait beaucoup pour ses pupilles et qui est certainement disposée à faire plus encore ?

Il est impossible de supprimer, ou peu s'en faut, l'assistance hospitalière, et d'un coup de plume d'y substituer l'assistance à domicile. L'administration ne peut abandonner complétement, au bout de trois ans, aux soins d'une mère parfois indigne de ce nom ou complétement misérable les enfants dont elle a la tutelle, tutelle à laquelle elle ne doit renoncer qu'à bon escient ; il faut enfin abandonner cette espérance particulièrement chère au budget départemental de dépenser 300 fr. là où jusqu'à présent on en a dépensé 1,300. Qu'on améliore, qu'on étende l'assistance à domicile, rien de mieux ; mais qu'on ne la fasse pas obligatoire et surtout qu'on cesse de chercher le fabuleux moyen d'empêcher, avec peu d'argent, les enfants trouvés de mourir de misère. Ce problème rappelle celui d'un personnage de comédie bien connu ; il est tout aussi insoluble. On peut dire des administrations des enfants assistés ce que Villermé a dit de l'administration des prisons : « Comme les prisonniers, les enfants assistés vivront et mourront autant qu'il plaira à l'administration. »

On sait que la population française, au moins pour un grand nombre de départements, est en voie de diminution et que la France perd vis-à-vis des nations voisines la puissance que donne une population de plus en plus serrée et touffue. La conservation des nouveau-nés peut dans une certaine mesure y compenser la natalité qui, pour des causes diverses, se ralentit.

Nos conclusions sur les améliorations à apporter au service des enfants assistés sont donc :

1° Doubler l'allocation attribuée à la nourrice et à la mère qui garde son enfant ;

2° N'accepter une nourrice qu'après un examen médical et exiger d'elle tous les huit jours pendant le premier mois, tous les quinze jours pendant les mois suivants un bulletin signé par le maire ou une personne notable, indiquant la santé apparente de l'enfant et son *poids ;*

3° Organiser à l'hospice pour les enfants qui ne pourront être placés immédiatement en nourrice et pour ceux qui, pour une cause quelconque, en seront retirés, les meilleures conditions possibles d'allaitement artificiel ;

4° Continuer dans les cas où cela sera jugé nécessaire aux enfants assistés à domicile le patronage et les secours qu'on n'accorde actuellement qu'aux enfants abandonnés.

Note I. — Je réponds à trois objections.

L'un craint que des secours alloués sans parcimonie aux filles-mères n'augmentent le nombre des naissances illégitimes. Ce serait là une chose bien affligeante ; mais cette crainte est complétement chimérique pour cette bonne raison que, quel que soit le secours alloué, la situation d'une fille sans enfant sera toujours bien préférable à celle de la fille-mère qui garde son enfant. Quoi qu'on fasse, la grossesse en dehors du mariage sera toujours un malheur pour la femme ; mais si cette grossesse est un fait accompli, on se trouve en présence d'une femme qu'un ostracisme impitoyable peut empêcher de réparer sa faute, et d'un enfant qui, lui, n'est pas coupable ; et du moment que le Département en prend la charge et la tutelle, il doit scrupuleusement en remplir les devoirs.

L'assistance publique, dit un autre, va améliorer le sort des enfants assistés et elle ne fait rien pour les enfants légitimes pauvres. Cela est vrai : les enfants légitimes pauvres ont été jusqu'à ce jour complétement abandonnés à la charité privée et une des conclusions de la seconde partie de mon travail sur les enfants légitimes sera de multiplier et de fortifier les sociétés de charité maternelle, les sociétés protectrices de l'enfance, etc., destinées à combler cette lacune ; mais il ne faut pas laisser mourir de misère les enfants naturels parce que des enfants légitimes souffrent de la même manière ; c'est là, au contraire, une raison de les secourir tous les deux.

Tout cela est fort bon, me dit un Conseiller général ; mais notre budget se boucle déjà si mal !

Eh bien ! c'est dur à dire et encore plus à faire, il faut puiser dans la poche du contribuable qui ne s'en plaindra, je l'espère, pas trop, quand il saura à quoi son argent est destiné. C'est d'ailleurs là une dépense productive, et, si nous ne voulons pas tous les dix ou vingt ans nous voir ravir des provinces et des milliards, nous devons, en France, ne rien épargner lorsqu'il s'agit de la santé, de la conservation et de l'instruction entendue dans le sens le plus large du mot, de notre population. Non-seulement la récupération de notre prééminence politique, mais encore, il faut bien nous l'avouer, notre indépendance nationale sont à ce prix. Il ne faut pas, pour de minces et désastreuses épargnes, laisser décimer nos futurs porte-chassepots.

Note II.— En 1871, la mortalité de 0 à 1 an des élèves de l'hospice a été de 56 0/0, de 57 en 1872, de 58 en 1873 et de 65 en 1874.

Sur 86 nouveau-nés admis du 1er juillet 1872 au 1er juillet 1873, 50 n'ont pas atteint l'âge d'un an : 33 sont morts dans le 1er mois, 7 dans le 2e, 3 dans le 3e, 1 dans le 4e, 5 dans le 5e et 1 dans le 6e.

Sur 85 nouveau-nés admis du 1er juillet 1873 au 1er juillet 1874, 56 sont morts avant un an : 42 dans le 1er mois, 2 dans le 2e, 4 dans le 3e, 2 dans le 5e, 1 dans le 7e, 3 dans le 9e, 1 dans le 10e, 1 dans le 11e.

Ont été secourus à domicile : 242 enfants en 1872, 275 en 1873, 194 en 1874. On a compté 45 décès en 1872, 50 en 1873 et 37 en 1874.

Ces décès d'enfants âgés de moins d'un an se distribuent ainsi : en 1872, il y a eu 1 décès du 1er au 10e jour, 1 du 10e au 20e et 3 du 20e au 30e ; 8 dans le 2e mois, 9 dans le 3e, 5 dans le 4e, 4 dans le 5e, 3 dans le 6e, 4 dans le 7e, 3 dans le 8e, 2 dans le 9e, 1 dans le 10e, 1 dans le 11e ; total : 45.

En 1873, il y a eu 1 enfant décédé du 1er au 10e jour, 3 du 10e au 20e, 8 du 20e au 30e ; 8 dans le 2e mois, 7 dans le 3e, 2 dans le 4e, 5 dans le 5e, 2 dans le 6e, 1 dans le 7e, 3 dans le 8e, 3 dans le 9e et 4 dans le 10e ; total : 50.

En 1874, 3 enfants sont morts du 1er au 10e jour, 6 du 10e au 20e, 4 du 20e au 30e ; 4 dans le 2e mois, 7 dans le 3e, 4 dans le 4e, 3 dans le 6e, 1 dans le 7e, 2 dans le 8e, 2 dans le 9e, 1 dans le 11e ; total : 37.

La mortalité des enfants légitimes de 0 à 1 an et le nombre des naissances pendant les trois mêmes années sont de 35 décès pour 346 naissances en 1872, de 47 décès pour 299 naissances en 1873, de 49 décès pour 306 naissances en 1874.

Cette mortalité par mois se décompose ainsi : de 1 à 7 jours, il y a eu 5 décès en 1872, 4 en 1873 et 10 en 1874 ; de 8 à 15 jours, les chiffres correspondant à la division précédente sont 2, 1 et 3 ; ceux de 15 jours à 1 mois sont 0, 8, 4 ; de 1 à 3 mois, 10, 9, 5 ; de 3 à 6 mois, 5, 11, 16 ; de 6 à 12 mois, 13, 14, 11.

Docteur NODET.

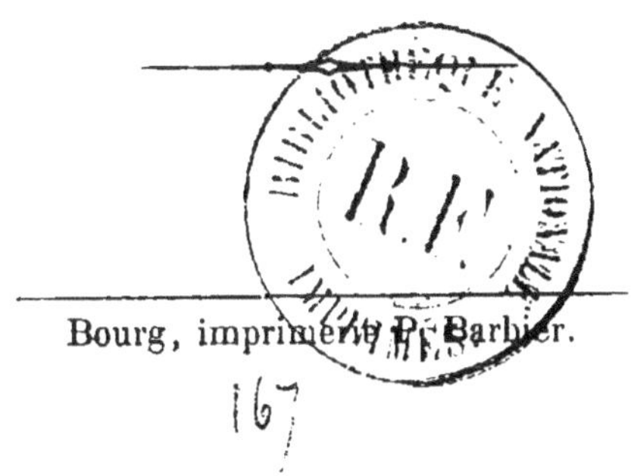

Bourg, imprimerie P. Barbier.